NOTES

SUR LE

TRAITEMENT DE LA SYPHILIS

EN ALLEMAGNE ET EN AUTRICHE

PAR

M. le Dr Paul RAYMOND

ANCIEN INTERNE DES HOPITAUX
LAURÉAT DE L'ACADÉMIE DE MÉDECINE
LAURÉAT DE LA FACULTÉ DE MÉDECINE

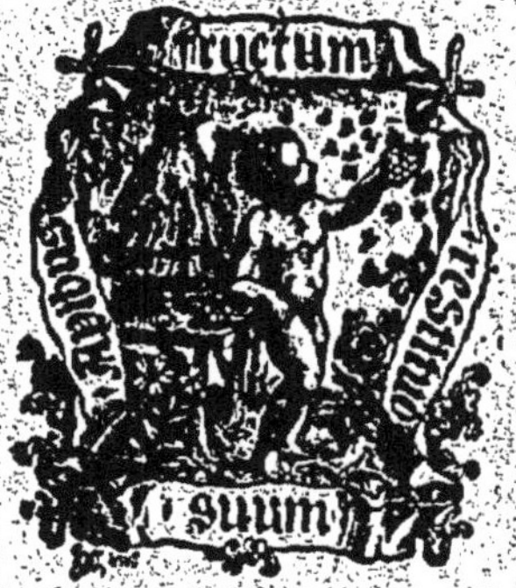

PARIS

SOCIÉTÉ D'ÉDITIONS SCIENTIFIQUES

4, RUE ANTOINE-DUBOIS, 4

PLACE DE L'ÉCOLE DE MÉDECINE

NOTES

SUR LE

TRAITEMENT DE LA SYPHILIS

EN ALLEMAGNE ET EN AUTRICHE

AVIS AUX AUTEURS

NOTES

SUR LE

TRAITEMENT DE LA SYPHILIS

EN ALLEMAGNE ET EN AUTRICHE

PAR

M. le Dr Paul RAYMOND

ANCIEN INTERNE DES HOPITAUX
LAURÉAT DE L'ACADÉMIE DE MÉDECINE
LAURÉAT DE LA FACULTÉ DE MÉDECINE

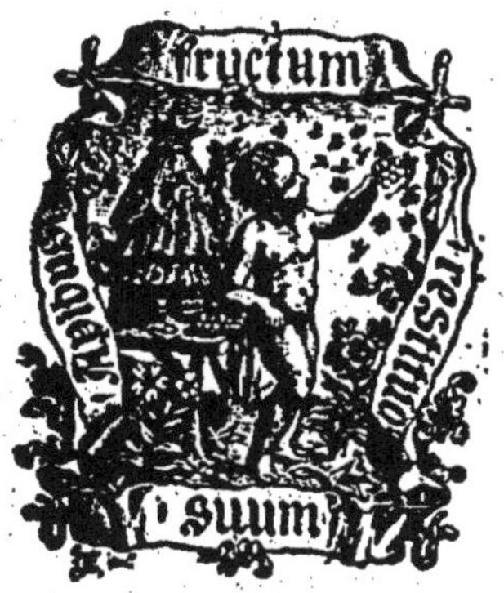

PARIS

SOCIÉTÉ D'ÉDITIONS SCIENTIFIQUES

4, RUE ANTOINE-DUBOIS, 4

PLACE DE L'ÉCOLE DE MÉDECINE

INTRODUCTION

Ces notes sur le traitement de la syphilis ont été prises pendant un séjour qu'à la fin de mes études médicales, en 1888, j'ai fait en Allemagne et en Autriche : elles faisaient partie d'un rapport sur *l'Enseignement de la Dermatologie et de la Syphiligraphie en Allemagne et en Autriche* que l'Académie de Médecine a bien voulu récompenser.

J'ai pensé à les distraire de ce rapport et à les publier, parce que, à différentes reprises déjà, il m'a été utile de les consulter, et bien que des notes qui datent de plus de deux ans puissent paraître vieilles, il m'a semblé que la thérapeutique de la syphilis, telle qu'elle est instituée en Allemagne, était assez peu connue chez nous, pour qu'on trouvât dans ces quelques pages des renseignements offrant leur intérêt.

Je n'ai donc pas eu la prétention de faire un travail d'ensemble sur l'état actuel de la thérapeutique de la syphilis dans les pays de langue allemande, et c'est ainsi que l'on ne devra pas me reprocher de n'avoir pas tenu compte des publications qui ont paru depuis deux ans dans les revues spéciales, en ce qui concerne les injections mercurielles, par exemple. De même, je me suis abstenu de juger les méthodes employées ou encore de discuter la valeur de certains procédés ou de diverses préparations que plusieurs médecins français ont déjà expérimentés.

Ma seule intention a été, encore une fois, de faire connaître des notes que j'avais prises, qui pourront avoir pour d'autres l'utilité qu'elles ont eue pour moi et qui n'ont d'autre mérite que d'être le reflet de l'enseignement de médecins distingués dont j'ai suivi les leçons, lu les travaux, ou avec lesquels j'ai eu l'honneur de m'entretenir.

Voici le plan que j'ai suivi : aussi bien, pourra-t-il servir d'index des matières :

LE TRAITEMENT DE LA SYPHILIS

EN ALLEMAGNE

I

Considérations sur le traitement de la syphilis en Allemagne.

Parmi les questions qui, depuis quelques années, fixent au plus haut degré l'attention des médecins allemands, il faut citer en première ligne, celle du traitement de la syphilis. J'ai pu me convaincre qu'en Allemagne (j'entends ici une fois pour toutes les pays de langue allemande : Allemagne et Autriche) il n'est pas, je ne dirais pas un syphiligraphe, mais même un médecin qui ne se préoccupe de cette question, qui ne cherche à la faire progresser, à la résoudre tant par ses recherches personnelles qu'en mettant à profit l'expérience des autres : on ne peut visiter un service hospitalier, parcourir une policlinique officielle ou privée sans assister à de nouvelles tentatives pour le traitement de la syphilis, sans voir mettre à l'essai telle ou telle méthode basée sur les résultats de telle ou telle pratique antérieure, de telle ou telle conception scientifique, expérimentale ou clinique. De grands progrès ont été, par suite, réalisés dans cette question que les Allemands appellent la « *Syphilistherapie* » : certains points semblent définitivement acquis. D'autres questions ont été soulevées qui sont à l'étude et qui ont forcé l'intérêt de tous ceux que préoccupe l'importance que présente, aussi bien au point de vue pathologique qu'au point de vue social, ce processus morbide : la syphilis.

Ce courant qui entraîne les médecins allemands à la recherche des diverses solutions que comporte le traitement de la syphilis s'étend avec une rapidité surprenante : on peut dire que depuis deux ou trois ans il a pénétré en France. C'est ainsi que l'on peut voir plusieurs médecins français dans les hôpitaux de Paris, notamment, faire porter leurs recherches sur la thérapeutique de la syphilis, contrôlant certains des travaux allemands, expérimentant pour leur propre compte et cherchant, eux aussi, à apporter leur pierre à la construction de l'édifice.

Il m'a paru, dès lors, qu'il pouvait y avoir quelque avantage à résumer les travaux qui font, depuis quelques années, le sujet des recherches des praticiens allemands, à exposer les principaux résultats auxquels ils sont arrivés et à indiquer aussi les desiderata de la question, les points que laisse en suspens l'application de telle ou telle méthode, par exemple.

Il est certain que la façon d'envisager le traitement

de la syphilis diffère absolument, selon qu'on se trouve en France ou en Allemagne. Elle diffère non seulement dans ses grandes lignes, mais aussi et surtout dans ses applications. En France, le traitement de la syphilis est tel aujourd'hui qu'il a été tracé, merveilleusement on peut le dire, par Ricord. Il a subi quelques variations et il se présente actuellement sous forme de deux doctrines, sous l'égide savante de deux maîtres éminents, le professeur Diday et le professeur Fournier. Il y a donc deux méthodes, bien connues sous le nom de méthode de Diday, de méthode de Fournier, que suivent en majorité les médecins français. En Allemagne, il n'en est plus de même. Il n'y a pas à proprement parler de méthode, c'est à dire une grande ligne de conduite, unique, invariable, dont on ne peut s'écarter que quant aux points secondaires. Il y a des pratiques multiples, personnelles, le plus souvent; celui-ci se ralliant de par l'expérience à telle pratique, celui-là à telle autre.

On se trouve donc en présence de deux grandes difficultés lorsqu'on cherche à exposer l'état actuel du traitement de la syphilis en Allemagne; d'abord, l'impossibilité de donner une idée générale résumant la conception actuelle de cette thérapeutique puisqu'on rencontre beaucoup plus de pratiques individuelles que de doctrines; en second lieu, la grande difficulté, pour ne pas dire encore l'impossibilité de juger ces pratiques, les documents statistiques si discutables en la matière, servant ici moins que jamais. Force me sera donc de donner ici plutôt un aperçu des opinions que se sont faites sur le traitement de la syphilis les principaux praticiens d'Allemagne de par leur expérience personnelle, de par celle de leurs devanciers. J'essaierai ensuite de rapprocher ces différentes pratiques et je chercherai s'il n'est pas possible, au milieu de toutes ces opinions, si nombreuses qu'elles soient, de dégager une ligne de conduite générale, une véritable doctrine ralliant la majorité des suffrages.

Pour faire le départ de ce qui revient à chacun, il est nécessaire de scinder cette étude en quelques grands chapitres et je ne saurais mieux faire que d'emprunter la division de M. le professeur Schwimmer, (de Budapest).

1° Quel est le meilleur moyen de garantir l'organisme contre le développement de la syphilis?

2° La syphilis étant constituée, quel est le meilleur moyen de la combattre?

3° Quelle doit être la durée du traitement de la syphilis? Quelle est l'intervalle de temps nécessaire pour considérer la maladie comme éteinte chez les syphilitiques?

A chacune de ces grandes têtes de chapitre viennent s'ajouter des questions secondaires que je me propose d'exposer aussi brièvement que possible, me réservant de mettre en relief les points qui me semblent les plus intéressants à connaître, les plus nouveaux ou les plus importants à signaler.

Avant d'entrer dans la description des pratiques

dirigées contre la syphilis, il est une question préju-
dicielle qu'il est nécessaire de signaler.

Existe-t-il un traitement de la syphilis? Doit-on
traiter la syphilis?

On peut s'étonner de voir soulever aujourd'hui
une pareille question. La meilleure réponse serait
de montrer ce que peut faire la syphilis dans les
pays où, par ignorance ou bien manque de médecins,
la syphilis n'est pas traitée, dans certaines parties du
sud de la Russie, par exemple, pour nous en tenir à
l'Europe, de montrer ce que peut la syphilis livrée à
elle-même, non seulement sur le porteur (syphilis mu-
tilante) mais sur sa race. Je considère néanmoins la
question comme jugée et je ne l'ai abordée que parce
que quelques médecins se refusent encore à reconnaître qu'il faille traiter la syphilis, estimant que
l'économie, par ses seules ressources, peut se débar-
rasser des produits infectieux qui l'ont envahie.

Ces médecins sont heureusement en minorité, et
la plupart s'ingénient à trouver les meilleurs modes
de traitement. Les moyens employés sont aussi nombreux que différents : leur exposition est précisément le but de ce travail, mais ce qu'il faut absolument poser en principe dès le début, ce sont les
notions suivantes qui sont le résumé de l'enseignement allemand aussi bien, d'ailleurs, que de l'enseignement actuel de tous les pays.

La syphilis doit être traitée.

Elle doit être traitée par le mercure et dans certains cas par l'iode.

La syphilis guérit, et si parfois elle guérit d'elle-même de par le fait des conditions diététiques et hygiéniques du sujet, on ne peut, dans la presque totalité des cas espérer son extinction qu'en ayant recours à l'hydrargyre.

Fixés dès lors sur la nécessité du traitement, examinons comment est compris ce dernier et quelles sont les divergences d'opinion, à la vérité très nombreuses, qui président à sa direction.

II

Traitement préventif de la syphilis.

Cette question, d'importance majeure, a de tout temps préoccupé les esprits. Il semble qu'en France elle soit résolue par la négative : un sujet s'est exposé à l'infection syphilitique; il présentait les conditions requises pour être contagionné; la première manifestation de la diathèse, le chancre, survient; le sujet est bel et bien syphilitique. Il ne reste plus qu'à traiter la syphilis, dès lors confirmée, et à chercher à en atténuer les effets, pour le sujet d'abord, pour sa descendance ensuite. De ce jugement qui, de par l'expérience du temps, paraissait être sans appel, les médecins allemands ont appelé néanmoins, et de cet appel est résultée la nouvelle mise en pratique d'une méthode tentée il y a bien longtemps déjà, logique en apparence et défendue aujourd'hui en

Allemagne par les maîtres les plus autorisés, les esprits les plus éminents, je veux parler de la destruction du chancre.

A. DESTRUCTION DU CHANCRE

1° Par les procédés autres que l'excision.

Quelques rares médecins, anciens disciples de Sigmund, cherchent à détruire le chancre soit par le cautère, soit par les caustiques, notamment par la pâte de Vienne, par les acides caustiques puissants. Néanmoins, en présence des résultats négatifs, ces procédés sont généralement abandonnés et je dois dire que je n'ai vu aucun médecin allemand les recommander.

Quelques syphiligraphes s'attaquent, non plus au chancre, mais à son compagnon, comme le disait Ricord, du bubon.

C'est ainsi que Weissflog, le professeur Lipp (de Gratz) ont tenté les injections mercurielles dans les ganglions inguinaux, sans résultats positifs d'ailleurs; que Baum a tenté l'extirpation de ces mêmes ganglions sans obtenir plus de succès.

Toutes ces pratiques qui, à un examen superficiel semblent logiques, tombent devant ce fait que, ainsi que M. le professeur Fournier l'a démontré, il y a longtemps déjà, il n'y a pas dans l'adénopathie syphilitique que les ganglions inguinaux superficiels qui soient intéressés, mais aussi les profonds et encore les ganglions iliaques qu'il faudrait donc pouvoir atteindre.

2o Par le procédé de l'excision.

Cette pratique, proposée autrefois par Auspitz, compte aujourd'hui en Allemagne les plus chauds partisans, les plus hardis défenseurs. On pourrait croire que les faits rapportés par Rasori, par Fournier, par Leloir, etc., dans lesquels le chancre a été excisé à la minute même, on peut le dire, de son apparition, on pourrait croire, dis-je, que ces faits venant après bien d'autres et après les recherches anciennes sur cette question l'aient définitivement tranchée. Il n'en est pas ainsi et la vogue de cette méthode auprès de certains praticiens des plus distingués des pays allemands a de nouveau appelé sur elle l'attention, ce qui me paraît nécessiter quelques développements.

La pratique de l'excision du chancre a pour elle un très grand nombre de défenseurs et, parmi eux, trois des syphiligraphes les plus distingués de l'Allemagne : Pick à Prague, Unna à Hambourg, Lassar à Berlin. La conviction avec laquelle ces auteurs défendent leurs idées nous oblige à opposer leurs vues à celles des auteurs qui sont, sinon absolument contraires à cette méthode, qui en sont du moins peu partisans. Quelles sont donc sur ce point les données que l'on peut retirer de l'enseignement des syphiligraphes allemands ?

Le professeur Neisser (de Breslau) préconise cette méthode thérapeutique : il faut avoir soin de tout enlever; sans cela on s'expose à voir, ainsi que le fait s'est présenté, un nouveau chancre évoluer sur la cicatrice. Les avantages de la méthode sont les suivants : la plaie guérit facilement et rapidement; le foyer local d'infection est détruit et si le procédé ne confère pas l'immunité contre la syphilis, il semble en résulter néanmoins une évolution plus bénigne de la maladie, une sorte d'affaiblissement de l'infection. Mais il peut être nécessaire, suivant les cas, d'enlever les ganglions. Quelque faibles que soient, en résumé, les chances de réussite, puisqu'il est des cas où l'on opère trop tard même en opérant dès les premiers instants de la sclérose initiale, l'observation montre que cette opération peut être utile et qu'elle ne présente jamais aucun danger, aucune raison de ne pas la tenter. Köbner, Schiff soutiennent de même qu'on peut obtenir l'atténuation de la syphilis comme résultat de l'excision. Le professeur Lang (de Vienne) pense, lui aussi, que l'excision du chancre amène un affaiblissement de l'infection. Il pratique donc l'excision, mais lorsque le chancre est bien circonscrit et qu'il n'y a pas de ganglions.

M. Unna (de Hambourg) pense qu'il faut exciser, quelque rares que puissent être les chances de déraciner ou d'atténuer la syphilis. Les faits observés viennent, dit-il, confirmer cette pratique.

On voit, pour le dire en passant, que plusieurs de ces auteurs considèrent le chancre comme un foyer de multiplication pour les microbes syphilitiques. Dès lors, l'excision du chancre s'oppose à la repullulation des microorganismes, et c'est en raison de ce fait qu'il faudrait espérer l'atténuation de la maladie que prouve l'observation clinique. On pourrait, il est vrai, objecter de par cette clinique même, qu'on ne sait pas si la syphilis n'aurait pas, en l'absence de toute excision du chancre, évolué d'une façon bénigne ainsi que cela se voit souvent.

A côté de ces défenseurs convaincus de la pratique de l'excision, citons quelques médecins qui la réglementent et quelques autres qui lui sont manifestement hostiles.

Finger (de Vienne) pense que si le diagnostic est bien établi, on peut tenter l'excision. Outre que l'opération est des plus simples, et guérit promptement, elle supprime un foyer virulent; mais il y a dans cette pratique des indications et des contrindications et il ne faut pas, de parti pris, exciser tout chancre supposé syphilitique.

Le professeur Neumann (de Vienne) croit que l'excision ne peut prévenir l'infection générale ni même l'atténuer, et cela, alors même qu'on associe à l'excision un traitement préventif par les frictions mercurielles.

Le professeur Kaposi (de Vienne) est, lui aussi, d'avis que le procédé de l'excision qui ne se justifie pas par la théorie, ne donne pas, en pratique, les résultats qu'on en attendait. Cela, dit-il, se conçoit, car nous ne savons pas de quelle façon diffuse le virus syphilitique. Reste-t-il un certain temps au point primitivement infecté et n'envahit-il pas tout de suite toute l'économie? Le chancre, lui-même, n'est-il pas un mode de réaction de la vérole, loin d'être un foyer d'infection générale?

Zeissl, de même, avait soutenu cette opinion de l'envahissement général de l'économie et s'élevait contre cette méthode de l'excision.

Le professeur Schwimmer (de Budapest) tout en ayant vu deux fois l'excision conférer l'immunité, sur douze cas d'excision, n'en fait pas moins ses réserves sur le procédé.

Il est certain que c'est dans cette voie des indications et des contrindications qu'il faut chercher la solution du problème.

Voici ces indications, telles que les a formulées le professeur Pick :

1° L'excision du chancre doit être faite dans des conditions déterminées qui se rencontrent rarement, il est vrai, pour protéger l'organisme contre l'infection syphilitique.

Ces conditions sont les suivantes :

a) Le chancre ne doit pas être situé d'une façon telle qu'on ne puisse l'isoler complètement.

b) Les glandes régionales ne doivent en aucun cas être intéressées.

2° Si les ganglions sont tuméfiés, l'excision du chancre est toujours inutile. Néanmoins, il est possible si les ganglions susceptibles d'être enlevés sont seuls intéressés, de s'opposer à l'infection générale par l'extirpation de ces ganglions. Le Pr Pick ajoute :

3° Lorsque l'excision du chancre est restée infructueuse, l'apparition des accidents généraux est retardée.

4° L'excision du chancre, lorsque les accidents se

sont déjà produits, n'exerce aucune influence sur l'évolution ultérieure de la syphilis.

5º La plaie produite par l'excision guérit, lorsque le chancre a été entièrement enlevé, comme une plaie simple. Cette pratique intéresse encore (sans parler de la question de prophylaxie) les chancres étendus dont la réparation serait très longue.

6º La non apparition d'un nouveau chancre sur le point excisé n'exclut en aucun cas la production des manifestations syphilitiques.

7º La plus importante acquisition de ces tentatives d'excision est la preuve qu'elle apporte, que le chancre n'est qu'un accident local de la contagion et non l'expression d'une maladie généralisée. Elle prouve de plus, qu'habituellement, la diffusion du contage se fait par la voie lymphatique, de sorte qu'on peut espérer qu'on pourra atteindre le virus par cette voie et qu'on arrivera à l'annihiler.

Telles sont les idées qui doivent guider en théorie, lorsqu'on songera à l'excision du chancre. En pratique, je dois dire que le professeur Pick pensant « que si le procédé dont il est question n'a pas réussi dans tous les cas, il n'en a pas moins rendu les plus grands services à beaucoup de malades », l'applique à la grande majorité des cas. Pour peu qu'il n'y ait pas d'adénopathie inguinale apparente, l'excision est pratiquée.

C'est surtout chez M. Lassar (de Berlin) que le procédé est poussé à l'extrême. Se fondant sur l'innocuité de l'opération, sur les résultats favorables dûment constatés que le procédé de l'excision a déjà fournis, sur les avantages qu'il y a de substituer une plaie simple qui guérira en quelques jours, à une plaie virulente qui sera beaucoup plus longue à guérir, sur la haute valeur de cette méthode au point de vue prophylactique de la syphilis, ainsi qu'au point de vue de l'atténuation possible de la maladie, pour toutes ces raisons, dis-je, M. Lassar excise toute lésion douteuse aussitôt qu'elle paraît.

On a objecté à une telle manière de procéder qu'elle exposait à exciser des lésions qui n'avaient rien de syphilitique, des herpès, par exemple, des chancres mous devenus indurés par suite d'un traitement intempestif, des accidents tertiaires chancriformes, etc. Tous ces reproches sont parfaitement fondés : on peut même dire que l'excision ainsi généralisée nuit à une saine appréciation de la doctrine, aucune statistique n'étant dès lors possible.

Je dois, en outre, faire ici une remarque importante : On sait qu'en Allemagne certains syphiligraphes sont unicistes, le chancre simple pouvant, d'après eux, déterminer la syphilis au même titre que le chancre induré; il est donc nécessaire de savoir quelle est l'opinion du médecin qui pratique l'excision, pour comparer les résultats. D'autre part, j'ai pu voir qu'en Allemagne, on attache à la base indurée d'une lésion du prépuce une importance qu'elle est loin d'avoir réellement. Ce n'est pas ici le lieu de discuter la possibilité d'induration du chancre simple, d'une lésion banale sous l'influence d'une cautérisation, du passage même de l'urine, etc. J'ai voulu seulement prémunir contre ces deux causes d'erreur dans l'interprétation des statistiques allemandes sur l'excision du chancre : 1º diagnostic différentiel bien établi entre le chancre mou et le chancre infectant ; 2º possibilité d'erreur de par le fait d'une induration factice qui simule l'infection syphilitique. D'ailleurs, ce mot d'erreur de diagnostic a été prononcé avant moi, et sans aller aussi loin, je crois qu'on est en droit de réclamer des détails complémentaires lorsqu'il s'agira d'une statistique à établir.

Il me semble cependant qu'il existe une véritable indication de l'excision du chancre, et c'est ainsi qu'on peut résumer cette discussion. Tenir compte des indications formulées d'une façon si scientifique par le professeur Pick et y ajouter les deux conditions suivantes :

1º Le chancre n'a qu'un, deux ou au plus trois jours de date (pratique du professeur Pick).

2º On sait d'une façon absolument certaine, de par une confrontation, par exemple, que l'on a affaire à une lésion syphilitique ; en d'autres termes, qu'on est en présence d'un chancre infectant, au début, et non d'une lésion banale, d'un herpès, etc.

En dehors de ces cas, l'excision sera-t-elle légitimée par ce fait d'atténuation de la syphilis? C'est là une question qui reste à débattre et que le temps seul pourra éclaircir.

On voit donc, pour nous résumer, que si cette

question paraît jugée en France (faits de Fournier, Leloir, Rasori, cités plus haut; Mémoire de Crivelli, prix Herpin, de l'Académie de médecine, 1886), elle est encore en discussion en Allemagne. J'avoue, pour ma part, qu'en tenant compte des restrictions que j'ai formulées, cette pratique de l'excision me paraît rationnelle et utile.

Au nombre des arguments de valeur que présentent les partisans de cette méthode, il faut certainement prendre en considération les deux suivants :

L'opération n'offre que des avantages et elle peut être utile au malade : il n'y a donc aucune raison valable pour ne pas la tenter. Le chancre est considéré comme un foyer local d'élaboration du virus syphilitique, comme le point de départ du développement des colonies microbiennes : il faut donc, pour cette raison encore, pratiquer l'excision.

Les adversaires de la méthode font valoir les deux arguments que voici :

En premier lieu, l'expérience montre que l'excision pratiquée dans les conditions les plus favorables n'empêche pas toujours la généralisation de la syphilis, et que celle-ci est loin d'être toujours atténuée, des accidents graves, secondaires ou tertiaires, pouvant au contraire apparaître.

En second lieu, il n'est pas prouvé que le chancre n'est pas une manifestation locale d'un état général; en d'autres termes, l'infection existe peut-être lorsque le chancre se développe. Ces arguments ne laissent pas d'être discutables et ils ne me paraissent

3

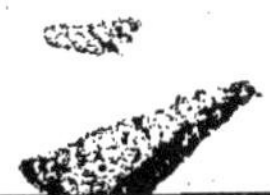

pas avoir la valeur qu'on pourrait leur supposer.

En présence de l'affirmation des syphiligraphes éminents qui défendent ce procédé de l'excision, la question doit être tout au moins réservée; mais je crois qu'on reviendra du jugement prononcé contre cette méthode.

Examinons donc brièvement le mode opératoire pour les cas, bien entendu, où le chancre siège dans une partie accessible, au prépuce, par exemple.

L'opération nécessite l'antisepsie la plus absolue et des soins minutieux. Il est évident qu'il faut se mettre à l'abri de toute infection par les instruments et qu'il faut enlever le chancre tout entier. Or, l'histologie nous apprend que le chancre ne se limite pas à la partie ulcérée seule. Autour de cette zone existe une prolifération cellulaire, en rapport, on peut le dire, bien que le fait ne soit pas démontré, avec le virus syphilitique. Nous savons en effet que les microorganismes de la lèpre, de la tuberculose, par exemple, déterminent partout où ils siègent, la même prolifération cellulaire, la même formation de tissu nouveau. Il faudra donc exciser toute cette bande de tissu morbide sous peine de voir la plaie s'infecter à nouveau et un chancre se développer *in situ* ou bien encore les résultats rester négatifs et l'infection se produire.

Le chancre est donc soigneusement lavé avec une solution de sublimé, puis l'excision large et profonde est faite avec des ciseaux. (Rienecker (de Würz-bourg) recommande de faire l'excision au bistouri et

d'enlever tous les tissus à un centimètre de l'induration chancreuse). Un point de suture, un pansement
antiseptique constituent le traitement consécutif.
Trois ou quatre jours après l'opération, la plaie est
en général réunie par première intention et il ne
reste dans la suite qu'une légère cicatrice qui n'est
certes pas plus visible que celle de beaucoup de
chancres mal pansés. Cette opération est d'une simplicité extrême pour les cas, du moins, où le chancre
siège sur les parties accessibles aux instruments et
l'on conçoit sans peine la faveur dont elle jouit dans
l'esprit de quelques médecins. On peut obvier à la
douleur au moyen d'un badigeonnage préalable à la
cocaïne ou d'une pulvérisation d'éther, par exemple.

B. TRAITEMENT GÉNÉRAL PRÉVENTIF

Pour une raison quelconque, l'excision du chancre
n'a pas été pratiquée. Doit-on attendre pour traiter
le malade que les accidents apparaissent? Ne peut-on
pas tenter de s'opposer à la diffusion du virus syphilitique? Ne doit-on pas du moins chercher à atténuer l'infection? À ces dernières questions plusieurs
syphiligraphes allemands répondent par l'affirmative.
Ils préconisent une pratique qui semble logique : le
traitement général préventif, dont le but est d'atteindre le virus syphilitique dans les premières périodes
de son développement, de l'annihiler ou du moins
d'en paralyser les effets et de prévenir les accidents qui
vont se dérouler d'une façon certaine. Les uns pensent qu'aussitôt le diagnostic de chancre syphilitique

nettement établi, si l'on institue un traitement spécifique énergique, on parvient, sinon à s'opposer aux
manifestations syphilitiques, du moins à détruire
une bonne part du virus. Les autres estiment que
non seulement cette méthode est inutile, mais encore qu'elle présente parfois de véritables dangers.

Neisser commence immédiatement le traitement
général : il n'attend même pas l'apparition de l'exanthème cutané. Il pense qu'on ne saurait agir trop
tôt pour s'opposer à la reproduction des microorganismes. Le professeur Schwimmer pense aussi qu'un
traitement commencé de bonne heure offre les plus
grands avantages pour le cours et les suites de la syphilis.

Leube (de Würzbourg), Edlefsen (de Kiehl), Baumler
(de Fribourg) sont aussi partisans de cette méthode.
Puisque le sujet est syphilitique, disent-ils, il n'y a
aucune raison pour ne pas le traiter, sa maladie
une fois bien et dûment reconnue. Mais cette opinion,
qui se rapproche de celle soutenue en France par
M. Fournier, compte encore plus d'adversaires que
d'adhérents. La majorité des syphiligraphes allemands est opposée à ce traitement préventif et ils
attendent pour commencer le traitement que la période secondaire de la syphilis soit complètement dé-
veloppée. Plusieurs médecins même n'interviennent
que bien après l'apparition de la roséole, lorsque
se montrent des papules, par exemple.

Le professeur Kaposi pense que, bien qu'il semble
logique d'opposer au virus un terrain qui ne prête

pas à son développement, la pratique des faits montre que cela n'est pas réalisable. L'apparition des symptômes secondaires est retardée, mais c'est tout : des accidents tertiaires, en général graves, dit-il, surviennent aussi de meilleure heure. En résumé, le traitement dure plus longtemps : la première cure a été inutile; les manifestations tardives sont plus sérieuses. Quoiqu'il soit irrationnel en théorie, ajoute-t-il, de laisser une maladie se développer dans toute son intensité pour ensuite la guérir, et inhumain de laisser le malade marcher tranquillement au-devant de la syphilis, on doit s'élever, de par l'enseignement clinique, contre cette méthode inutile et même parfois dangereuse pour le malade. Il ne faut intervenir que postérieurement à la roséole, quand tout l'exanthème s'est développé.

On peut dire que cette opinion du professeur Kaposi résume la ligne de conduite de la plupart des praticiens allemands, fait important, comme nous le verrons, en examinant la méthode à suivre dans le traitement de la syphilis.

L'opinion de Kaposi était aussi celle de Hebra, de von Zeissl, de Sigmund. Ce dernier professait que le traitement institué avant l'apparition des accidents secondaires sur la peau pouvait avoir des résultats nuisibles. Il recommandait un traitement diététique et hygiénique.

Le professeur Neumann professe qu'il faut distinguer deux choses dans cette méthode de traitement général abortif :

1° L'emploi des frictions mercurielles;

2° L'emploi des autres méthodes (introduction du mercure par les injections, les pilules, etc.).

Ces dernières n'ont aucun effet sur l'évolution de la syphilis. Quant aux frictions mercurielles, elles ne peuvent que retarder l'éruption secondaire qui apparaît environ soixante jours plus tard qu'à l'ordinaire. Elles offrent, au point de vue du chancre, un léger avantage en ce sens que, sous leur influence, le chancre se cicatrise plus vite, mais les lésions buccales seraient plus fréquentes, tandis que lorsqu'on ne fait pas de frictions préventives, l'exanthème cutané et l'engorgement ganglionnaire prédominent. Il n'y a donc qu'une modification dans la distribution des manifestations secondaires, mais on obtient une action favorable sur le chancre et sur les adénopathies. Par suite, le traitement préventif semble indiqué lorsque le chancre offre des accidents inflammatoires ou phagédéniques. En dehors de ces cas, le traitement préventif ne peut qu'imprimer à la maladie une marche irrégulière et il n'a aucune influence sur sa nature.

Kopp a aussi montré que le traitement préventif par les injections de calomel avait jusqu'ici échoué.

Finger (de Vienne) Doutrelepont (de Bonn) Köbner (de Berlin) s'opposent, eux aussi, à cette cure préventive et font valoir les mêmes raisons. La cure préventive ne fait que retarder les accidents secondaires. Il faut se contenter d'améliorer les conditions hygiéniques du malade et le placer dans des conditions telles qu'il puisse résister à l'infection.

En résumé, à part quelques syphiligraphes qui instituent le traitement dès que le diagnostic du chancre syphilitique est assuré, la plupart des médecins allemands attendent l'apparition des accidents secondaires, professant, d'une part, qu'un traitement abortif de la syphilis est une chimère et que, d'autre part, l'administration du mercure dans ces conditions, non seulement ne présente aucun avantage, mais encore qu'elle offre même parfois de sérieux inconvénients.

De cette théorie, il est facile de déduire cette pensée, que le traitement mercuriel est tout au moins inutile dans les phases de latence de la syphilis et qu'il doit être réservé pour les cas où la maladie infectieuse se révèle par des accidents cutanés ou viscéraux, par exemple.

C'est, en effet, cette idée que nous allons voir dominer dans les doctrines thérapeutiques en Allemagne.

Je reviens encore sur cette réserve que j'entends indiquer ici ces doctrines sans prétendre les discuter. M. le professeur Fournier a d'ailleurs répondu victorieusement aux objections dirigées contre la cure initiale instituée de bonne heure et, pour ma part, je crois avec mes maîtres de Saint-Louis, qu'on ne saurait mettre un syphilitique trop tôt en traitement.

III

De la conduite à tenir dans le traitement de la syphilis.

Il est donc reconnu par la grande majorité des cliniciens allemands que le chancre infectant une fois produit, aucun traitement ne sera capable de prévenir le développement des manifestations syphilitiques ni de les atténuer (la question de l'excision du chancre étant, bien entendu, réservée). L'administration du mercure sera sans influence sur le développement des accidents; peut-être même sera-t-elle nuisible. Il faudra donc, pour les uns, assister en spectateur désintéressé, à l'évolution latente dans l'organisme du virus syphilitique et n'intervenir que lorsque se manifesteront les signes extérieurs qui caractérisent la période secondaire. Pour les autres, il y a avantage à commencer le traitement aussitôt que possible.

Caspary (de Kœnigsberg) pense que si le mercure est efficace contre les accidents constitués de la syphilis, il est loin d'être démontré que dans la période de latence il en soit de même. Il propose donc de commencer le traitement dès que se manifestent les premiers accidents secondaires. Il ne fait de cures ultérieures qu'autant que des récidives se présentent. Il se borne dans l'intervalle des manifestations cutanées à prescrire un régime diététique convenable. Si le syphilitique s'astreint à une hygiène régulière, s'il ne se surmène pas, s'il n'y a chez lui aucune tare héréditaire, il n'y aura vraisemblablement aucun accident grave à redouter dans l'avenir.

Pick professe aussi que le mercure n'agit sur le virus syphilitique que lorsque celui-ci se manifeste par une poussée. Lorsqu'il sommeille, le mercure reste inefficace et il ne peut empêcher le retour d'une nouvelle poussée : il ne faut donc agir que lorsque le virus se réveille et se manifeste par des signes extérieurs. Voici donc de quelle façon nous avons vu le professeur Pick instituer le traitement de la syphilis dans son important service de Prague.

Lorsqu'apparaissent les premières manifestations de la période secondaire, Pick institue le traitement mercuriel jusqu'à ce que la disparition de ces accidents s'en suive. Dans la suite, traitement par le mercure à chaque récidive de la période secondaire, le malade venant se faire examiner deux ou trois fois par an, même s'il ne présente aucun accident suspect. Si les accidents tertiaires se montrent, traitement par l'iodure de potassium.

Le professeur Pick ne fait d'exception à cette règle thérapeutique (comme la plupart, d'ailleurs, des partisans de cette méthode) que dans le cas où le syphilitique, en apparence guéri, veut se marier — l'accident primitif remontant, par exemple, à trois ou quatre ans, car avant ce terme, il interdit le mariage. — Le professeur Pick soumet alors par précaution son malade à une cure mercurielle.

4

Entre ces diverses cures par l'hydrargyre, recommandation d'un régime hygiénique sévère.

A Vienne, la plupart des syphiligraphes sont aussi partisans de cette doctrine.

Zeissl recommandait même l'hygiène de préférence au mercure et il n'intervenait par l'hydrargyre que lorsqu'il survenait des accidents qui ne guérissaient pas spontanément ou qui se présentaient sous une forme grave.

Kaposi fait une première cure énergique lorsque se montrent les premiers accidents secondaires et il insiste sur l'importance de cette première cure : il la fait suivre d'autres cures mercurielles s'il survient des récidives. Dans l'intervalle, toute cure est, dit-il, inutile, mais alors il insiste sur le traitement général reconstituant, sur les sulfureux, l'hydrothérapie, etc. Neumann agit de même et insiste, lui aussi, sur l'importance de la première cure.

Lang, Lesser (de Munich), Bockhardt déconseillent aussi l'usage du mercure avant l'apparition des premières manifestations cutanées. Comme Kaposi, Bockhardt va même jusqu'à la considérer comme pouvant être dans la suite, la cause d'accidents graves.

Mais il est un autre parti qui compte aussi parmi ses adeptes des médecins les plus distingués et qui professe la doctrine adverse. Tandis que les premiers se rangent à l'opinion de Diday, les autres suivent exactement la pratique de Fournier. Ils commencent le traitement dès que le diagnostic de chancre syphilitique est posé d'une façon certaine et ils continuent le traitement très longtemps, avec les intermittences que conseille le professeur Fournier.

Neisser pense, en effet, avec la plupart des syphiligraphes, que le mercure perd son action s'il est donné sans interruption.

Pour lui, l'absence de symptômes est loin de prouver la guérison (exemple : les sujets en apparence guéris, qui donnent naissance à des enfants syphilitiques).

Il faut donc, en toute logique, traiter une maladie qui n'est pas guérie; mais au traitement à doses moyennes de Fournier, il substitue les cures énergiques faisant pénétrer une grande quantité de mercure dans un court espace de temps. L'expérience a montré, dit-il, que les accidents syphilitiques tendent bien plus vite à la guérison si on les traite énergiquement, que si on soumet le malade à un traitement à doses faibles ou même moyennes, quoique prolongées. Pour les cures énergiques, Neisser emploie de préférence les injections, réservant, comme nous le verrons plus loin, les autres modes d'administration du mercure pour les cures dites accessoires.

Ainsi donc, dans l'espace de deux à quatre ans que dure le traitement de la syphilis, Neisser fait deux ou trois cures énergiques à côté de cures moins fortes. Voici d'ailleurs les conclusions de son rapport au Congrès de médecine de Wiesbaden, en 1886.

1° Le traitement (qu'on commence immédiatement ou seulement lors de l'apparition des symptômes généraux) doit être chronique et intermittent.

2° La première cure a une importance spéciale. Bockhardt a, récemment encore, soutenu la même opinion. Cette première cure doit être aussi énergique que possible : il faut faire les frictions avec soin et les continuer longtemps.

3° Outre cette première cure, il faut dans les trois premières années et quand cela est possible, dans la quatrième année, faire une autre cure énergique, autant que possible avec des traitements auxiliaires tels que bains, eaux minérales, cures de sudation, etc.

4° Outre ces cures principales, il faut conseiller dans les deux premières années des cures plus douces : injections avec des sels de mercure s'éliminant rapidement; à l'intérieur, tannate de mercure, protoiodure, sublimé dans du lait.

5° Il faut continuer ces cures même après la disparition de tous les symptômes, en tenant grand compte de la constitution du malade, d'une part, et de l'autre des récidives qui peuvent exiger une nouvelle intervention.

C'est, on le voit, la pratique du professeur Fournier légèrement modifiée quant à l'énergie de trois ou quatre cures mercurielles.

Finger se prononce aussi en faveur du traitement chronique intermittent de Fournier, sans attendre les récidives.

De même, Schumacher, Baumler, traitent leurs malades dès l'apparition du chancre et continuent le traitement avec des pauses, qu'il y ait ou non sur la

peau ou les muqueuses des manifestations syphilitiques.

Le professeur Schwimmer se rallie aussi à cette
pratique. Il commence le traitement aussitôt le diagnostic de syphilis établi et il insiste même sur la
valeur du traitement institué de bonne heure. Je
puis avancer, dit-il, qu'en commençant le traitement
de bonne heure, j'ai toujours obtenu de meilleurs
résultats au point de vue de la durée de la maladie,
de la guérison de ses diverses manifestations et de
ses suites, chez les parents et leurs enfants, que dans
les cas où j'avais retardé le traitement. Il n'est donc
pas exact de soutenir, comme on l'a fait, que les
formes graves de la syphilis répondaient aux cas
traités de bonne heure.

En résumé, nous pouvons, de ces pratiques diverses, tirer les conclusions que voici :

1° Tous les praticiens allemands insistent sur la
valeur du traitement hygiénique auquel, il faut le
dire, ils attachent une importance beaucoup plus
grande que nous ne le faisons et pour l'observation
duquel ils sont bien plus sévères que les médecins
français. Zeissl même, nous l'avons vu, ne faisait
passer le traitement mercuriel qu'au second rang.
En dehors des prescriptions diététiques et hygiéniques, ils sont d'accord pour recommander tout particulièrement les bains sulfureux, les eaux minérales,
l'exercice, etc.

2° Un certain nombre de médecins se rallient à
la pratique du professeur Fournier et préconisent le

traitement chronique avec des intermittences : ils donnent le mercure à leurs malades, que ceux-ci aient ou n'aient pas de manifestations syphilitiques. Ils commencent le traitement dès l'apparition du chancre, non pas dans l'espoir de faire avorter la syphilis, mais parce qu'ils reconnaissent l'avantage de ce système pour l'évolution et les suites de la maladie.

3° D'autres praticiens, plus nombreux à la vérité, ne traitent leurs malades que s'ils présentent des lésions sur la peau ou les muqueuses. La cure mercurielle ayant une fois produit ses effets, et le malade ne présentant aucun stigmate apparent de syphilis, la maladie est considérée comme sommeillant et ces médecins estiment dès lors, que pendant ce sommeil, le mercure n'a aucune action sur le virus syphilitique. Quant à la cure mercurielle commencée de bonne heure, plusieurs d'entre eux s'y opposent formellement, la regardant comme inutile, sinon comme dangereuse dans quelques cas.

<h1 style="text-align:center">IV</h1>

Aperçu des méthodes employées dans le traitement de la syphilis.

Le criterium d'une méthode, disait le professeur Kaposi au Congrès de Wiesbaden, comprend deux points : rapidité d'action, absence de récidives. S'il est facile de se faire une opinion sur le premier point, il devient très difficile d'avoir sur le deuxième des renseignements exacts. Les statistiques de ce genre ne peuvent guère, en effet, être établies à l'hôpital où l'on ne peut suivre les malades. Une statistique privée est donc la seule qui ait quelque valeur. Encore faut-il qu'elle soit suivie depuis longtemps. On peut croire, en effet, un malade guéri de sa syphilis alors que dix, vingt, trente ans après l'accident primitif, il est pris d'accidents tertiaires plus ou moins graves. L'absence de récidives pendant un long espace de temps n'est donc pas pathognomonique. Par suite, il n'y a pas de preuve absolue de la valeur d'un traitement. On peut dire, néanmoins, que le traitement est efficace si les manifestations disparaissent rapidement, si elles ne reviennent qu'à intervalles éloignés et si elles sont discrètes ; que le traitement, au contraire, a été inefficace si les manifestations cutanées reviennent rapidement ou sont confluentes, par exemple.

Ces réserves faites, voyons quelles ont été les méthodes proposées comme remplissant le mieux les conditions requises par le professeur Kaposi pour être considérées comme la médication à employer dans le traitement de la syphilis.

Ces méthodes peuvent être groupées de la façon suivante :

A. Méthodes dans lesquelles le mercure n'est pas employé ou n'est employé que d'une façon accessoire.

B. Méthodes dont la base est le traitement mercuriel administré :

a) à l'intérieur,
b) à l'extérieur,
c) en injections.

Ces méthodes sont fort nombreuses et, on le conçoit, d'importance très différente. Beaucoup d'entre elles ne sont guère aujourd'hui mises en pratique que par leur inventeur, si même elles ne sont pas à peu près abandonnées. D'autres n'ont franchi qu'un cercle restreint; d'autres, enfin, ont fait fortune et sont très employées.

J'indiquerai toutes les méthodes sur lesquelles j'ai pu me procurer des renseignements, bien convaincu que j'en omets, car, je le répète, il n'est pas actuellement de syphiligraphe en Allemagne, qui ne cherche le meilleur traitement à opposer à la syphilis et ne recommande la méthode qui lui donne ou semble lui avoir donné les meilleurs résultats.

J'insisterai surtout sur les méthodes qui, de par l'expérience, sont vraiment à recommander.

A. MÉTHODES DANS LESQUELLES LE MERCURE N'EST PAS EMPLOYÉ OU EST EMPLOYÉ D'UNE FAÇON ACCESSOIRE.

Je ne reviens pas ici sur l'importance qu'accordent les médecins allemands au traitement diététique et hygiénique. Il est, je l'ai dit, bien plus sévèrement recommandé que chez nous, et c'est certainement à lui que revient la meilleure part dans les résultats obtenus par les méthodes suivantes, aujourd'hui, d'ailleurs, bien rarement employées, il faut en convenir.

En tête de ces méthodes, il faut placer le traitement de Maximilien von Zeissl préconisé encore par quelques-uns de ses disciples.

Zeissl, en dehors du traitement hygiénique et de l'hydrothérapie, prescrivait le traitement par l'iode, mais seulement lorsque les accidents secondaires persistaient après la huitième ou la dixième semaine du traitement par l'expectation. Il recommandait alors l'iodure de potassium, l'iodure de sodium, l'iodure de fer, de lithium, l'iodoforme, la teinture d'iode, etc. Ce n'était que lorsque le traitement par l'expectation et l'*iodothérapie* ne faisait pas disparaître les manifestations syphilitiques que Zeissl faisait intervenir le traitement par le mercure (onctions) en général après huit semaines de chacun des traitements précédents.

Je ne parlerai pas ici du traitement par la salsepareille, le gaïac, le sassafras, etc., qui sont employés, mais plutôt comme adjuvant que comme médication unique.

Il en est de même de la décoction de Zittmann qui m'a paru jouir en Allemagne d'une certaine faveur. Le professeur Kaposi, notamment, le professeur Neisser, M. Unna, l'emploient volontiers. Elle agirait autant par l'excipient que par le mercure qu'elle renferme.

Le professeur Lewin (de Berlin) a proposé les injections de pilocarpine (0,01 centigramme). Il a vu

les exanthèmes, les plaques muqueuses, les ulcérations disparaître rapidement et un très petit nombre
de récidives survenir en deux ans d'observation. Je
dois dire, cependant, que j'ai vu le professeur Lewin
faire usage des injections mercurielles, de préférence
à toute autre méthode thérapeutique.

Le professeur Schwimmer s'est aussi servi des injections de pilocarpine, et il en a constaté les bons
effets. Il faut en moyenne de vingt à quarante injections.

Güntz (de Dresde) a repris récemment la médication par le bichromate de potasse. Il considère l'eau
chromée dont il donne la formule (de 0,01 à 0,03
centigr. de bichromate de potasse) comme un succé-
dané du mercure. Ce traitement pourrait même,
d'après Güntz, être considéré comme préventif : administré avant la période secondaire, il empêcherait
le développement des manifestations cutanées de
cette période.

Telles sont les principales méthodes employées
dans le traitement de la syphilis et dans lesquelles
on a cherché à remplacer l'hydrargyre par une autre
substance ; mais, il faut le dire, ces médications ne
constituent qu'une exception, et, en Allemagne comme
partout, c'est au mercure qu'on s'adresse pour traiter la syphilis.

A quelle préparation mercurielle donner la préférence? Comment faire pénétrer le mercure dans l'économie? Comment l'y retenir? C'est ce qu'il convient
d'examiner maintenant.

B. MÉTHODES DONT LA BASE EST LE MERCURE

On peut faire pénétrer le mercure dans l'économie de deux façons principales, soit par les voies digestives, soit par les téguments. En France, jusqu'à présent du moins, c'est à la première de ces deux pratiques que l'on a donné la préférence. En Allemagne, c'est la seconde qui compte, pour le moment, le plus grand nombre de partisans. Il faut réserver cependant la question des onctions mercurielles qui sont considérées, aussi bien en Allemagne que dans notre pays, comme le remède héroïque, dans les cas bien déterminés que nous aurons à reprendre plus loin.

a) *Mercure à l'intérieur.*

Quelques médecins emploient, comme en France, le sublimé ou le protoiodure; mais ces substances sont, en général, remplacées par d'autres préparations mercurielles employées, depuis quelques années, en injections principalement. Il est à considérer, en effet, que la plupart des sels de mercure expérimentés en injections peuvent être administrés à l'intérieur, mais les syphiligraphes allemands sont peu partisans de cette méthode d'administration du mercure à laquelle ils font les deux objections suivantes :

Les sels de mercure administrés à l'intérieur, disent-ils, sont moins facilement absorbés que lorsqu'on les fait pénétrer par la méthode dermique ou hypodermique. C'est un défaut inhérent à toute préparation pilulaire.

En second lieu, cette méthode expose à des troubles digestifs qui peuvent même forcer d'interrompre le traitement.

Quoi qu'il en soit, le mercure est parfois administré à l'intérieur, et voici les principales de ces préparations, en nous tenant aux plus récentes.

Lang préconise le mercure métallique éteint. C'est la base de sa préparation à laquelle il a donné le nom d'huile grise, préparation employée en injections et que nous retrouverons plus loin. En dehors donc des injections d'huile grise, Lang a employé les pilules de mercure métallique.

Elles sont composées de la façon suivante :

Mercure métallique ⎫
Lanoline. . . . . . ⎬ āā 1 gr. 50

3 grammes de cet onguent sont mélangés à 7 gr. de lactose
Pour 60 pilules dont le malade prend 4 ou 6 par jour.

Schadek, à l'exemple de Gamberini (de Bologne), emploie le phénate de mercure. Cette préparation serait bien supportée par les malades et n'irriterait pas l'intestin : elle est vite absorbée et amène une prompte disparition des accidents spécifiques.

Voici la formule à laquelle s'est arrêté Schadek.

Phénate de mercure. . . . . . . 0 gr. 60
Poudre de lycopode. . . . . . ⎫
Baume de tolu. . . . . ⎬ q. s.
Pour 30 pilules
dont le malade prend 2 ou 4 par jour.

Une préparation qui était fort employée dans le service du professeur Kaposi, à Vienne, et au sujet de laquelle les expériences continuaient, c'était le tannate de mercure proposé par Lustgarten. Cet auteur l'a préparé en 1883. C'est du tannate de protoxyde de mercure. Poudre d'un vert jaune sombre contenant 50 0/0 de métal, soluble seulement en se décomposant. Traité par des alcalins, des vapeurs brunes se dégagent et il se forme un magma gris composé de fines particules mercurielles. La réduction se ferait donc par les principes alcalins de l'économie. Il s'absorbe en grande quantité et rapidement, car vingt-quatre heures après son administration, on trouve dans l'urine une quantité notable de mercure. Le tannate de mercure ne déterminerait ni troubles digestifs, ni stomatite : il amènerait une prompte régression des lésions; aussi l'auteur le considère-t-il comme l'une des meilleures préparations mercurielles. C'est à l'adjonction du tannin qu'il attribue l'absence de troubles digestifs.

Voici la formule proposée par Lustgarten :

Tannate de mercure . . . . 1 gramme
Acide tannique. . . . . 0 gr. 50
Sucre de lait. . . . . 4 gr.
Poudre d'opium. . . . . 0 gr. 05
Pour 10 pilules.

On donne une pilule une demi-heure après le repas.

Le professeur Schwimmer a aussi employé cette préparation dont il a obtenu de bons résultats, mais, contrairement à ce qu'avance Lustgarten, il a vu survenir parfois de la stomatite et de la diarrhée.

J'ai pu, d'ailleurs, constater les mêmes effets.

A la Policlinique de Vienne, j'ai vu le docteur Hans Hebra et le docteur Grünfeld employer une nouvelle préparation, le salicylate de mercure. Elle m'a paru aussi donner de bons résultats, mais elle présente les mêmes inconvénients que les préparations précédentes. Voici la formule de MM. Hebra et Grünfeld :

> Salicylate de mercure. . . . . . . 0 gr. 75
> Extrait et poudre de lycopode . . q. s.
>   Pour 30 pilules.

dont on fait prendre 2 ou 3 par jour.

En résumé, je n'ai pas vu, dans ces préparations récentes, des avantages tels qu'on doive les préférer au sublimé, au protoiodure, etc. Chaque inventeur préconise sa méthode, insistant sur ses avantages, plein d'indulgence pour ses inconvénients, la jugeant supérieure à celle de ses devanciers, etc. Toute préparation nouvelle est bien supportée, ne détermine aucune irritation du tube digestif, aucun phénomène d'intolérance, ni *a fortiori* d'intoxication. Les désavantages ne se montrent qu'à la longue et en des mains étrangères. La seule condition qui, à mon sens, devrait faire préférer telle ou telle de ces préparations est sa lenteur d'élimination de façon à maintenir l'organisme sous l'influence du mercure le plus longtemps possible. Mais des expériences comparatives n'ont pas encore été entreprises.

b) *Mercure à l'extérieur.*

En Allemagne comme en France, les syphiligra-phes s'accordent pour reconnaître l'avantage de cette méthode et les résultats véritablement merveilleux que l'on obtient par les onctions mercurielles, notam-ment, dans certains cas bien déterminés.

Lorsqu'on veut frapper fort et agir vite, dans les cas de manifestations syphilitiques graves, dans la syphilis du cerveau, par exemple, aucun procéd' ne vaut les frictions mercurielles. Sur ce point, tout le monde est d'accord, et il n'est pas nécessaire d'insis-ter. Quelques médecins, Köbner, par exemple, pré-fèrent même cette méthode à toutes les autres. Pick la préfère aussi aux injections lorsque les manifesta-tions cutanées sont confluentes : dans ce cas, dit-il, à l'action générale du mercure s'ajoute son action lo-cale, et il est d'observation que les efflorescences cu-tanées disparaissent d'autant plus rapidement qu'on les traite localement. Nous reviendrons, d'ailleurs, sur cette question du traitement local des manifesta-tions syphilitiques.

Neumann emploie les onctions, de préférence aux injections, à moins qu'elles ne réveillent une affec-tion cutanée antérieure.

Quant aux partisans du traitement général préven-tif, quant à ceux qui pensent que la première cure doit être vigoureusement conduite, ils préconisent aussi ce mode de traitement comme étant celui qui fait pénétrer le plus rapidement, le plus sûrement, la plus grande quantité de mercure.

Les bains de sublimé sont aussi très recommandés, dans certaines syphilides, notamment.

Dans la syphilis infantile, le professeur Schwimmer recommande ces bains de sublimé: de 0,01 centigramme à 1 gramme jusqu'à l'âge de six semaines; 2 ou 3 grammes au-delà. Il fait prendre deux ou trois bains par semaine.

Je ne fais que mentionner l'onguent gris de Liebreich à la lanoline et j'arrive aux savons mercuriels que quelques médecins préfèrent, eu égard surtout à la propreté de ce mode de traitement externe. C'est après les premiers essais du professeur Charcot, à la Salpêtrière, que Schuster, puis Oberlander firent porter leurs recherches sur ce sujet. Les avantages du savon mercuriel, en dehors de sa commodité d'emploi, seraient de demander moins de temps pour la durée du traitement, d'être encore mieux absorbé que l'onguent mercuriel et de ne pas déterminer d'accidents.

Le savon d'Oberlander se compose de dix parties de mercure pour trente de savon noir.

Unna a, lui aussi, inventé un savon mercuriel à base de potasse. J'ai pu voir à Buda-Pesth, dans le service du professeur Schwimmer, un savon analogue, préparé à Prague et dont on a pu constater aussi les bons effets.

Somme toute, le principal avantage de cette méthode de traitement serait dans sa durée moindre. Cette durée serait abrégée de 1/5 au dire du professeur Schwimmer. Il faudrait aussi tenir compte de sa propreté; ce qui, dans la pratique civile, par exemple, est à considérer.

c) *Mercure en injections.*

Au Congrès de Copenhague, en 1884, Martineau fit une communication pour recommander les injections de peptone ammonique mercurique dans le traitement de la syphilis. Liebreich recommandait le formiamide de mercure, Wolff (de Strasbourg) le sublimé. Dans la discussion qui suivit, les syphiligraphes du Congrès furent d'avis qu'il fallait réserver cette méthode des injections pour des cas spéciaux, qu'on ne pouvait l'ériger en règle, et que, même pour les cas où l'on voulait agir vite et fort, ce ne devait être qu'une méthode d'exception. Malgré les chaleureux plaidoyers de Martineau, de Liebreich qui insistaient sur ce fait qu'avec les injections, on guérit mieux et plus vite les manifestations syphilitiques, et que, par suite, en diminuant la durée de la contagiosité, on s'oppose à la diffusion de la syphilis; malgré les arguments que firent valoir les rares partisans de la méthode, il résultait de cette discussion que la plupart des syphiligraphes étaient opposés à la pratique des injections.

Depuis lors, cette question a progressé : on peut dire qu'aujourd'hui la pratique des injections est devenue courante et que les différents procédés d'administration du mercure sont tombés dans le discrédit qui pesait, en 1884, sur les injections. C'est

6

actuellement la méthode en vogue et, de fait, elle présente des avantages que nous aurons à examiner, tout en signalant ses inconvénients.

Eu égard à l'importance qu'a prise, en Allemagne, cette méthode d'introduction du mercure, il peut être intéressant d'étudier les conditions qui ont présidé à son développement, ainsi que les phases par lesquelles elle a passé.

C'est Hebra, le premier, en 1863, puis Hunter, qui eurent l'idée de traiter la syphilis par les injections sous-cutanées de sublimé, mais, en raison des accidents déterminés par cette méthode, ils furent forcés d'y renoncer.

Plus tard, ces injections de sublimé furent reprises par Berkley Hill en Angleterre, par Lewin en Allemagne, par Fournier en France.

En 1864, Scarenzio, alors chef de clinique à Pavie, fait ses premières recherches sur les injections de calomel. La même année, Martineau commençait les injections de peptone ammonique mercurique. La méthode subit alors une sorte de temps d'arrêt et demeure peu employée.

C'est à Smirnoff (d'Helsingfors), en 1883, qu'elle est redevable de ses plus grands progrès. C'est lui qui a établi les véritables règles qui doivent guider dans son emploi; c'est lui qui a vulgarisé cette méthode et contribué le plus à la faire accepter, en montrant que ses avantages l'emportaient de beaucoup sur ses inconvénients, lorsqu'on s'astreignait à suivre certains principes qu'il a le mérite d'avoir nettement formulés. Smirnoff a fixé le dispositif principal de la méthode en conseillant de faire l'injection dans une région, à laquelle on a d'ailleurs donné le nom de région de Smirnoff, la seule, dit-il, où l'on puisse injecter dix centigrammes de calomel sans redouter les abcès, ou, du moins, leur ouverture à l'extérieur.

L'injection devra donc être faite à trois centimètres en arrière du bord postérieur du grand trochanter. Si le lendemain on fait une deuxième injection, on la fera à trois centimètres de la première : on introduit la canule verticalement, à deux centimètres de profondeur.

On évite ainsi la douleur que ressentent les malades lorsqu'ils s'asseyent après que l'on a fait l'injection dans la fesse. En outre, si un abcès se produit, et cela se rencontre principalement chez les personnes grasses, les femmes et les enfants, il se résorbe ordinairement sans qu'on soit obligé d'intervenir chirurgicalement.

Au niveau de la région de Smirnoff, la peau se laisse facilement déplacer ou plisser : le calomel injecté en ce point se dissout peu à peu et pénètre dans la circulation. Si l'on fait, au contraire, l'injection sur une autre partie des fesses, on trouve un tissu cellulo-graisseux qui se laisse moins facilement pénétrer par l'injection. En outre, la peau adhère plus fortement à l'aponévrose ; l'injection pénètre plus difficilement et, soit par suite des mouvements, soit par suite de la pression exercée dans le décubitus dorsal sur le foyer injecté, l'inflammation survient plus fréquemment.

Smirnoff conseille, contrairement à d'autres praticiens, les injections sous-cutanées. Il est opposé aux injections intra-musculaires qui peuvent déterminer des accidents, peut-être par suite de la grande rapidité d'absorption et de la difficulté, pour le foyer purulent, de venir s'ouvrir à l'extérieur.

L'injection profonde est cependant à recommander lorsqu'on doit agir sur une manifestation localisée de la syphilis, dans les cas de gommes profondes, par exemple, dans les lésions des muscles, des os, etc.

L'injection sous-cutanée est plutôt indiquée lorsqu'on veut agir sur tout l'organisme, lorsqu'on vise plus particulièrement une action générale qu'une action locale.

L'injection superficielle détermine généralement une douleur le plus souvent légère, mais variable avec les sujets. Dans l'injection profonde, la douleur semble plus forte; il y a une sensation de pesanteur, de fatigue. Ces douleurs, de même que les accidents inflammatoires, sont d'autant moins à redouter que le malade reste plus tranquille après l'injection. En effet, outre les douleurs, on a signalé, à la suite des injections, des tuméfactions et même des abcès, mais ces accidents doivent être très rares, et même ils peuvent disparaître si l'on observe une antisepsie rigoureuse. Lorsqu'on pratique une injection mercurielle, il faut insister non seulement sur une désinfection absolue des instruments, du liquide à injecter, mais encore il faudra veiller à la désinfection, au moyen de lavages au sublimé, par exemple, de la partie au niveau de laquelle on pratiquera cette injection. En un mot, les précautions de l'antisepsie la plus rigoureuse sont de règle, lorsqu'il s'agit de faire une injection mercurielle. S'il se forme un abcès, le sel mercuriel n'en continuera pas moins à être résorbé. Smirnoff conseille donc de n'ouvrir ces abcès que tardivement. Finger a recherché dans ces abcès la présence du mercure et il n'en a jamais trouvé que des traces.

Smirnoff pratique les injections même pendant la grossesse : il prétend que la femme enceinte est plus réfractaire à l'intoxication mercurielle, qu'elle supporte mieux les injections et que l'innocuité de ces dernières est alors remarquable. Il a pu injecter des doses de 0,20 centigrammes de calomel sans observer aucun symptôme qui indiquât que la dose était trop forte.

En général, on fait une injection par semaine, quelquefois deux dans les cas sérieux. Si l'on en fait davantage, il faut redouter les accidents, la salivation, la diarrhée, etc.

Chez les enfants au-dessus de dix ou quinze ans, on peut injecter des doses à peu près aussi fortes que celles réservées aux adultes. Au-dessous de dix ans, on doit s'en tenir à la moitié. (0,05 de calomel) Smirnoff a vu, dans les deux premières années de la vie, les accidents syphilitiques disparaître après l'injection de 0,25 à 0,30 milligrammes de calomel. Lorsque l'intoxication survient, c'est surtout chez les individus âgés, anémiés, débilités, chez ceux aussi qu'une mauvaise hygiène de la bouche expose à la stomatite.

La pratique des injections est, avons-nous dit, fort en vogue actuellement en Allemagne. Il n'est guère de praticien qui ne cherche un nouveau sel de mercure à injecter. Il y a donc une quantité considérable de préparations mercurielles, les unes fort employées, les autres usitées dans un cercle plus restreint. J'aurais la prétention d'être complet que je ne sais si en présence de toutes ces préparations, je pourrais la justifier.

Je me bornerai donc à établir deux classes : dans l'une rentreront les préparations que j'ai surtout vu employer par plusieurs médecins, celles qui ont fait leurs preuves et qui sont entrées dans la pratique courante. Dans l'autre viendront prendre place les préparations qui peuvent être bonnes, mais qui n'ont pas encore reçu la consécration du temps ou de l'expérience, les préparations surtout qui ne sont guère employées que par leur inventeur.

Le procédé général est celui sur lequel Smirnoff a insisté, celui sur lequel j'appelais plus haut l'attention. Il n'y a que des variantes d'importance secondaire pour quelques dispositions; tel médecin pratiquant ses injections dans la région de Smirnoff, tel autre au milieu de la fesse, tel autre encore dans le dos, au niveau de la masse sacro-lombaire; celui-ci faisant une injection sous-cutanée, celui-là recommandant une injection intra-musculaire, l'un faisant du massage, son injection une fois faite, afin de favoriser l'absorption du mercure, l'autre se refusant expressément à cette pratique pour éviter les abcès et recommandant le repos à son malade, tandis que le premier lui fait faire de l'exercice, etc. Ce sont là des dispositifs spéciaux sur lesquels il m'est difficile de m'étendre. J'ai vu, en général, pratiquer l'injection sous-cutanée dans une partie quelconque de la fesse, alternativement à droite et à gauche. Je n'ai vu que très rarement pratiquer un massage consécutif. Quant aux malades, ils n'étaient pas astreints au repos et ils retournaient aussitôt à leurs occupations, ce qui est un des grands avantages de cette méthode. Je dois dire aussi que, bien que la plupart des syphiligraphes allemands insistent sur la nécessité de l'antisepsie, il s'en faut que dans la pratique ils soient aussi sévères et je suis convaincu que les accidents, légers à la vérité, que j'ai vus chez certains d'entre eux, étaient imputables à un manque de soins. Il y aurait donc lieu de s'étendre sur le manuel opératoire des injections, mais ces détails quelque intéressants qu'ils soient, m'entraîneraient beaucoup trop loin.

A. PRÉPARATIONS D'UN EMPLOI RESTREINT

Un nombre considérable de préparations mercurielles ont été proposées pour injections : de nouveaux sels, des associations de diverses substances

avec le mercure ont été trouvés. Parmi toutes ces
préparations, il en est certainement qui peuvent être
recommandées, mais il faut reconnaître qu'elles ont
souvent plus d'inconvénients que d'avantages. Les
unes sont douloureuses, les autres sont irritantes,
déterminent fréquemment des abcès, d'autres encore
s'éliminent trop rapidement ou présentent des difficultés d'emploi, de conservation, etc. Il est difficile
d'indiquer ici ce que valent toutes ces préparations,
de faire leur comparaison et de tirer de ce parallèle
des déductions pratiques. C'est sur le temps qu'il
faut compter pour les juger en connaissance de
cause. Je ne puis que rappeler ici ce fait que les meilleures préparations semblent être celles qui, s'éliminant le plus lentement, imprègnent l'organisme plus
longtemps, et que celles que l'on doit surtout recommander sous ce rapport, sont précisément le sublimé
et le calomel que nous retrouverons plus loin.

Je me contenterai donc de donner ici une liste
aussi complète que possible des substances employées en injections, mais dont l'emploi est encore
assez restreint et sur le compte desquelles il n'est
pas encore possible de se prononcer d'une façon dé-
finitive.

Leibreich (de Berlin) a proposé les injections de
formiamide de mercure, moins douloureuses, dit-il,
que celles de sublimé. Il serait rarement nécessaire
d'en employer plus de vingt pour faire disparaître
les accidents secondaires.

Zeissl, Kopp ont aussi employé cette préparation à

la dose de 0,01 centigramme par jour. Mais le for-miamide est, on le sait depuis les recherches de Bockhardt, l'une des préparations mercurielles qui s'éliminent le plus rapidement : aussi les récidives sont-elles fréquentes.

Ziemssen (de Munich) a recommandé les injections de cyanide de mercure et Mandelbaum le bicyanure à 1/10.

Bockhardt, Joseph emploient les injections d'hy-drargyre au sérum de sang de bœuf, à 1 1/2 0/0 ad-ditionné de sublimé et de chlorure de sodium. Le sérum aurait pour avantage d'être facilement ab-sorbé.

Wolff (de Strasbourg) et son ex-assistant Vollert, emploient le succinimide de mercure à 2 0/0. (Une injection de 0,02 centigr. par jour.) Vollert a aussi employé le glycocolle mercurique, mais il y a re-noncé en raison de la rapidité avec laquelle il s'al-tère.

Plusieurs syphiligraphes emploient, après Szadek, le salicylate de mercure, préconisé dans ces der-nières années par les médecins brésiliens. Ils se ser-vent de la formule suivante indiquée par Szadek :

<pre>
Salicylate de mercure. . . . . . .   0 gr. 20
Mucilage de gomme. . . . .   30 gr.
Eau distillée. . . . .   60 —
</pre>
Dix injections, en moyenne, sont suffisantes.

Szadek a, de même, employé le phénate de mer-cure proposé par Gamberini. Il se sert d'une solu-tion gommeuse à 2 0/0.

7

Le chloride de mercure, l'alanine mercurique, l'asparagine mercurique ont encore été recommandés, mais l'emploi de ces préparations est des plus restreints.

B. PRÉPARATIONS COMMUNÉMENT EMPLOYÉES

Bockhardt a montré que ce sont les sels de mercure qui séjournent le plus longtemps dans l'économie qui s'opposent le mieux au développement du virus et qui exercent sur la syphilis l'action la plus puissante et la plus durable, empêchant par suite les récidives. Or, les préparations dont l'action est la plus prolongée seraient, d'après Bockhardt, en dehors de l'onguent mercuriel (préparation la plus puissante qui imprégnerait l'économie six mois et plus) le calomel et le sublimé. On pourrait retrouver des traces de ces sels dans l'urine quatre mois et demi et cinq mois (Lewin) après leur administration. Le formiamide de mercure, au contraire, serait un des sels qui s'éliminent le plus rapidement. Après cinq ou six semaines, on ne le trouve plus dans l'urine.

Köbner partage cette opinion, que la rapidité d'élimination des préparations mercurielles est, en général, en raison inverse de leur action curative. On peut dire que ces idées ont guidé jusqu'à un certain point dans le choix des substances à injecter. Cependant, on a préconisé, dans ces derniers temps, des substances qui s'éliminent rapidement et qui n'en paraissent pas moins avoir dans le traitement de la syphilis un rôle efficace.

Examinons donc, sans tenir compte en les classant, de leur rapidité d'élimination, les principales de ces préparations, celles qui sont le plus employées actuellement en Allemagne.

Au Congrès de Fribourg, en 1885, Neisser a particulièrement insisté sur le calomel. Il considère les injections comme étant, avec les frictions, la méthode la plus efficace et la plus énergique dans le traitement de la syphilis. Le calomel imprégnerait l'organisme pendant plusieurs semaines et se transformerait en chlorure de mercure soluble et résorbé sous forme d'albuminate de mercure. Les injections de calomel doivent constituer la première cure d'un syphilitique. Elles doivent être, de même, employées pour la cure énergique annuelle que recommande Neisser.

Cette méthode n'est comparable à aucune autre, pour arrêter et faire disparaître rapidement les accidents secondaires, qu'ils soient simples comme les exanthèmes papuleux, ou sérieux comme les syphilides ulcéreuses, l'iritis, etc. Smirnoff prétend même que ces injections peuvent guérir des accidents qui ne cèdent pas aux frictions

D'après Neisser, ce sont surtout les cures principales qui doivent être faites avec ces injections : les cures accessoires peuvent être faites par les autres méthodes.

Il pratique une injection par semaine de 0,10 centigrammes et il fait de quatre à six injections. Il est possible d'injecter des doses bien plus fortes :

Smirnoff injecte jusqu'à 0,20 centigrammes à la fois.

Neisser recommande de faire prendre au malade des doses élevées de sel de cuisine. Ce dernier, peut-être, en réduisant le calomel à sa plus grande divisibilité, diminuerait la douleur que cause l'injection et aurait une action heureuse sur les infiltrats ou les abcès, de même que sur leur résorption.

Krecke (de Munich) a même proposé l'adjonction du sel marin dans le liquide de l'injection, de la façon suivante :

Calomel. . . . .   5 grammes

Chlorure de sodium.   5   —

Eau distillée.   50   —

Lipp (de Gratz) propose les injections de calomel qui se recommandent, dit-il, par leur action énergique et durable; mais il pense que les petites doses sont préférables : 0,05 centigr. à 0,10 centigrammes. Elles sont plus vite absorbées que lorsque le calomel s'accumule sous la peau, et leur action est, par suite, plus intense que celle des fortes doses.

Doutrelepont, Unna pratiquent, eux aussi, les injections de calomel.

Bockhardt les a employées dans les adénopathies syphilitiques volumineuses de l'aine. Il injecte dans les ganglions 0,025 milligrammes de calomel mêlé à la glycérine et à l'eau (dans la proportion de 3/2, d'après Lesser) et cela cinq ou six fois dans l'espace de cinq ou six mois.

Lang pense aussi qu'on peut agir avec efficacité sur les ganglions et il fait l'injection sur le trajet des vaisseaux lymphatiques : pour les ganglions inguinaux, cruraux, au milieu de la face interne de la cuisse ou à la partie inférieure de l'abdomen; au niveau de la nuque pour l'adénopathie mastoïdienne, etc.

Les injections de calomel en solution aqueuse étaient donc très employées vers 1886. Néanmoins, depuis quelque temps, elles tendent à être remplacées par d'autres compositions dont le calomel est encore la base.

On avait bien vite remarqué, en effet, que ces injections aqueuses étaient très douloureuses et qu'elles déterminaient assez fréquemment des abcès ou, tout au moins, des indurations qui empêchaient les malades de marcher ou de se coucher.

Il faut même donner ici l'opinion du professeur Neumann qui pense que ces injections ne présentent aucun avantage sur les autres modes de traitement.

Des expériences nouvelles ont donc été entreprises qui ont surtout porté sur le véhicule à employer, à la fois pour éviter les accidents et pour favoriser l'absorption du sel.

C'est ainsi que Neisser, Kopp ont recommandé le calomel en suspension dans l'huile : on éviterait ainsi les abcès. La formule de ces auteurs est la suivante :

> Calomel à la vapeur. . . . . 1 gramme
> Huile d'olives. . . . . , , . . 10 —

Une injection d'une seringue de Pravaz par semaine.

Dans la plupart des cliniques que j'ai visitées, j'ai vu employer les injections de *Calomel Öl* comme les appellent les Allemands. Le professeur Lewin emploie la formule de Neisser : les accidents syphilitiques cèdent, en général, après quatre, cinq ou six injections, c'est à dire après l'administration de quarante, cinquante ou soixante centigrammes de calomel. Il fait suivre son injection d'une seconde injection antiseptique dont nous retrouverons plus loin la formule.

Les abcès m'ont, à la vérité, paru fort rares, mais j'ai déjà dit que les douleurs étaient assez fortes pour que certains malades préférassent quitter l'hôpital, ainsi que je l'ai vu dans le service du professeur Lewin. Il faut dire aussi que cette dose fixe de 0,10 centigrammes peut être bien supportée par les uns, mais qu'elle est trop forte pour d'autres malades et que les accidents de stomatite, de troubles digestifs m'ont paru bien plus fréquents que no l'avouent les partisans de la méthode. Enfin, les récidives reviennent aussi rapidement qu'avec les autres méthodes. Je ne connais pas les résultats de la statistique que venait de commencer le professeur Lewin lorsque j'étais à Berlin, mais j'ai pu voir des malades qui, traités trois mois auparavant par la méthode des injections, revenaient avec de nouvelles manifestations de leur syphilis secondaire. Le principal avantage de ce procédé m'a semblé être son extrême commodité ; une injection par semaine, disparition des accidents en quatre ou cinq semaines et quelquefois plus rapidement encore, ce sont là des avantages certainement très appréciables.

Le professeur Pick se sert de la solution suivante :

Calomel. . . . . 5 grammes
Huile d'olives. . . . . 100 —

C'est, on le voit, la moitié de ce que Neisser, Kopp, Lewin injectent à leurs malades. Pick prétend qu'à cette dose les injections sont moins douloureuses et qu'il évite les abcès. Une recommandation à faire dans les injections de calomel est de se servir de calomel à la vapeur : le calomel à l'eau forme des grumeaux qui rendent l'injection plus difficile à faire, et peut-être aussi plus pénible à supporter.

Lang se sert de la formule suivante, mais à titre d'essai, car ce n'est pas là l'injection qu'il emploie le plus volontiers :

Calomel. 3,7
Lanoline 2,7
Huiles d'olives. 3,6

Ces injections m'ont semblé, d'ailleurs, être assez douloureuses. M. Watraszewski (de Varsovie) reconnaissant aux injections de calomel ces inconvénients des douleurs, des tuméfactions avec possibilité d'abcès, de réaction générale se traduisant par de l'affaissement avec fièvre, diarrhée, inappétence, insomnie, etc., a cherché d'autres sels de mercure qui auraient sur l'économie la même action puissante sans présenter les inconvénients du calomel. Il a donné la préférence aux oxydes de mercure qui, cependant, s'éliminent rapidement et ne paraissent pas agir bien longtemps sur l'organisme. Plusieurs cliniciens allemands ont aussi suivi la méthode de Watraszewski. Ce dernier a surtout employé l'oxyde jaune de mercure.

La formule suivante est recommandée par Krecke :

> Oxyde jaune de mercure. .   1 gramme ou 1 gr. 50
> Eau distillée   30   —

On injecte tous les cinq ou sept jours une seringue de Pravaz.

Les abcès sont rares. Trois ou cinq injections suffisent le plus souvent.

L'action thérapeutique de l'oxyde jaune est voisine de celle du calomel.

J'ai vu employer, chez le docteur Lassar, à Berlin, les injections de sublimé à 0,01 centigramme : il est assez difficile de les différencier des injections de calomel. Peut-être sont-elles moins douloureuses, mais elles maintiennent bien moins longtemps l'organisme sous l'influence du mercure et les récidives paraissent se produire à intervalles assez rapprochés.

Elles semblent surtout devoir être employées dans les formes légères.

Chez le docteur Hans Hebra, à Vienne, j'ai vu employer les injections de salicylate de mercure qui m'ont semblé donner de bons résultats. Elles sont peu douloureuses et ne déterminent que rarement des accidents dignes d'être notés.

Voici la préparation de cette injection d'après H. Hebra.

On fait dissoudre :

> 10 grammes de salicylate de mercure.
> 20 — de sel marin,
> Dans 200 — d'eau.

On chauffe au bain-marie et l'on ajoute deux litres d'eau chaude. On fait évaporer jusqu'à 250 grammes et l'on a ainsi une solution à 4 0/0 dont on injecte un centimètre cube.

J'arrive à trois préparations récentes, encore à l'étude et sur lesquelles il est difficile de se prononcer. Je veux parler de l'huile benzoïnée de Neisser, de l'huile grise de Lang, du tannate de mercure de Lustgarten et Kaposi.

Je serai bref sur l'huile benzoïnée de Neisser. Ses expériences ont été faites lors de mon séjour en Allemagne, mais je ne connais guère l'huile benzoïnée que par un article publié par Harttung, assistant de Neisser, dans le *Vierteljaresschrift für Dermatologie*, de Juin 1888 (p. 369).

Voici la façon dont Neisser prépare son huile benzoïnée :

On mélange 20 parties de mercure métallique avec 5 parties d'éther benzoïque :

> Ether sulfurique 40
> Benjoin. 20
> Huile d'amandes douces 5

Filtrez jusqu'à complète évaporation de l'éther.

Puis on ajoute 40 parties de paraffine liquide (la paraffine liquide est l'huile lourde de vaseline).

1 c. c. de cette solution répond à 0,37 cent. de mercure.

8

J'ai déjà donné quelques renseignemeets sur le tannate de mercure.

Voici la formule employée dans le service du professeur Kaposi :

> Tannate de mercure oxydulé. . . . . . . 1 gramme
> Huile d'olives stérilisée. 10   —
> 1 injection d'une seringue de Pravaz tous les 5 ou 6 jours.

Cette préparation m'a paru avoir les mêmes avantages et les mêmes inconvénients que les précédentes. En outre, son emploi est loin d'être commode et n'est rien moins qu'engageant. D'une couleur gris noirâtre ou brunâtre, cette solution n'est pas homogène et le sel se dépose avec la plus grande facilité.

Les récidives ne sont pas plus espacées qu'avec les autres substances : quant à la douleur et aux abcès, je les crois négligeables, mais on arrive aux mêmes résultats avec les autres préparations si l'on s'entoure de précautions.

Quant à l'huile grise que Lang a expérimentée et qu'il recommande tout spécialement, la jugeant même supérieure à l'huile benzoïnée de Neisser, en voici la formule :

> Mercure métallique . . . . . . } ää 3 parties
> Lanoline . . . . , }
> Huile d'olives.   4   —

Lang injecte tous les 5 ou 7 jours en deux endroits (fesses ou dos) 0,10 ou 0,15 centigrammes d'huile grise. En deux ou trois semaines les accidents ont disparu. Les malades la supportent très bien.

Dans une communication à la Société des médecins de Vienne de 1888, Lang recommande la préparation suivante pour éteindre le mercure.

Dissoudre 5 gr, de lanoline dans 20 gr. de chloroforme.
Broyer avec 10 gr. de mercure jusqu'à évaporation du chloroforme.

On mélange ainsi 10 gr. de mercure avec 5 gr. de lanoline.

Lang insiste sur l'observation de toutes les règles de l'antisepsie.

Les avantages de cette préparation sont, dit-il, les suivants :

1º Le mercure contenu dans l'huile grise est également réparti et exactement dosé.

2º Commodité d'emploi.

3º Faible réaction. Dans la statistique de Lang, on n'a jamais vu survenir de suppuration au point injecté.

4º Dans l'huile grise, le mercure se présente sous la même forme que dans l'onguent mercuriel.

5º Ce traitement est indiqué dans tous les cas où il faut traiter par le mercure. Il n'y a pas de méthode plus active et dont l'action soit plus durable. Il convient surtout lorsque se montrent des accidents locaux : langue, nez, oreille, œil, par exemple.

Cette pratique des injections présente évidemment des inconvénients qu'on ne peut passer sous silence, mais elle offre aussi des avantages incontestables qui expliquent la faveur dont elle jouit et le développement qu'elle prend de jour en jour. Les injections sont souvent, pour la plupart même, douloureuses. La douleur varie certainement, selon les sujets, sui-

vant la préparation employée, suivant l'habileté de
l'opérateur, suivant que l'injection est faite plus ou
moins profondément, dans telle ou telle partie du
corps, etc., mais enfin, la douleur n'en existe pas
moins et elle est même assez fréquente. J'ai vu des
malades qui se refusaient obstinément à ce mode de
traitement et préféraient quitter l'hôpital. J'ai vu une
femme être prise de lipothymie à la suite d'une injection de calomel. En général, cependant, la douleur est
fort supportable et les malades s'y habituent très
bien.

On peut, d'ailleurs, y remédier et même la sup-
primer en employant, comme l'a indiqué Mandelbaum, une injection de cocaïne, soit avant de faire
l'injection mercurielle, soit en mélangeant les deux
liquides de la façon suivante (Mandelbaum).

> Cocaïne. . . . . 0 gr. 05
> Bicyanure d'hydrargyre . . . . . 0 gr. 01
> Eau distillée. . . . . 1 gr.

D'autres cliniciens préfèrent l'injection préalable
de 0,01 centigr. de cocaïne.

Les tuméfactions douloureuses, les abcès sont
aussi des inconvénients de la méthode des injections
et ils ne sont pas très rares.

Certes, il est possible, sinon de les éviter toujours,
du moins de les rendre plus rares en appliquant
toutes les règles de l'antisepsie, antisepsie de la surface où sera faite l'injection, antisepsie du liquide
à injecter, antisepsie de l'instrument, etc.

Le professeur Lewin pense s'opposer à la production d'abcès en injectant après la solution de calomel quelques gouttes de la solution suivante :

Acide phénique . . . . 2 gr. 50
Ether sulfurique. . . . . 5 gr.
Acide chlorhydrique . . . . . . 1 gr.
Huile d'olives . . . . 50 gr.

A côté de ces deux principaux inconvénients, on peut faire valoir les avantages de la méthode, et ils sont nombreux.

Sans parler ici de la propreté de ce traitement, de sa discrétion, de la facilité avec laquelle les malades peuvent le suivre, de sa rapidité d'action même, toutes circonstances qui doivent être prises en considération, à quelque classe sociale qu'appartienne le malade, sans parler, dis-je, de tous ces avantages, examinons ceux sur lesquels insistent les praticiens allemands.

La méthode des injections de calomel, dit Neisser, offre une efficacité presque égale à celle des frictions. Elle a l'avantage de durer peu de temps, d'agir rapidement sur les lésions cutanées, d'être d'un emploi facile et commode, de pouvoir être proposée à des malades qui ne se soigneraient pas autrement ou ne pourraient pas employer les frictions.

Edlefsen (de Kiel) reconnaît que les injections agissent plus vite, mais que les onctions ont un effet plus durable.

Lewin a produit une statistique de laquelle il résuite que par le traitement par les frictions ou les autres méthodes, il a eu 81 0/0 de récidives, tandis qu'après les injections, il n'aurait eu que 31 0/0.

Watraszewski (de Varsovie) comparant les injections aux frictions, avance que, tandis qu'il est parfois nécessaire de faire vingt, trente frictions pour faire disparaître des accidents syphilitiques, quatre, cinq, six injections suffisent pour produire les mêmes résultats.

Pour Kopp, l'action des injections de calomel est égale à celle des frictions : par suite de la transformation lente du calomel en sublimé, l'organisme est plus longuement influencé par le mercure. Il préfère l'huile de calomel qui déterminerait le minimum d'accidents.

Finger pense qu'avec une injection de calomel, on introduit une proportion plus considérable de mercure qu'avec les autres préparations, d'où le bon effet des injections.

Doutrelepont pense que toutes les injections donnent de bons résultats : quant à la douleur, la nature de l'injection importe peu, tel malade trouvant douloureuse une injection que tel autre supportera sans se plaindre. Enfin les syphiligraphes allemands font ressortir qu'avec les injections on n'a pas les phénomènes d'intolérance gastro-intestinale auxquels expose l'administration interne du mercure, que les phénomènes d'intoxication sont plus rares qu'avec les autres méthodes et que, de plus, on peut agir localement sur les ganglions, dépôts de virus syphilitique (Köbner) en pratiquant les injections sur toute la surface du corps (Neisser) (1).

V

Traitement des accidents tertiaires de la syphilis.

Je n'ai pas à insister sur le traitement de la syphilis tertiaire : la plupart des médecins allemands sont d'accord pour recommander l'iode et les iodures. Les doses auxquelles sont administrés ces médicaments sont les mêmes qu'en France. Neisser, cependant, recommande les doses massives, 25, 30 gr. qu'il fait prendre dans du lait.

(1) Cette pratique des injections a aussi ses adversaires, et au Congrès de Dermatologie de Paris, en 1889, MM. Kaposi, Schuster ont attiré l'attention sur les dangers qui pouvaient résulter de cette méthode. Les objections sont les suivantes : « On croit doser exactement la quantité de mercure destinée à être résorbée et il n'en est rien : elle est bien introduite sous la peau, mais elle n'est pas absorbée. D'autre part, si des phénomènes d'intoxication surviennent, on n'est plus maître d'arrêter la résorption du poison ; le mercure continue à intoxiquer le malade, tandis qu'avec les autres méthodes on peut à volonté graduer les doses de mercure et éviter ainsi les accidents. » (Kaposi.) « Nous mettons des dépôts de mercure dans l'organisme, avec ces injections insolubles dont nous ne pouvons pas prédire la résorption ; si bien qu'il peut arriver que, tout d'un coup l'organisme soit inondé de mercure quand rien ne semblait l'annoncer. » (Schuster.)

Signalons l'opinion de Finger qui considère, avec Sigmund, que l'iodure de potassium n'est pas plus réservé à la période tertiaire que le mercure à la période secondaire. L'iode convient, dit-il, aux formes légères, le mercure aux formes graves de l'une ou l'autre de ces périodes.

Les essais tentés dans ces dernières années ont surtout porté sur la comparaison des diverses préparations iodées.

L'iodoforme a été employé à l'intérieur par Lazansky (de Prague) (pilules de 0,03 centigr. 3, 4, par jour).

Il ne présenterait pas d'avantage bien appréciable sur l'iodure de potassium, et il serait même parfois difficilement toléré par l'estomac. Il serait surtout à recommander dans les névralgies syphilitiques où il semble généralement avoir donné de très bons résultats.

Pickel (d'Erlangen) a préconisé les injections d'iodoforme (mélange d'éther iodoformé et de glycérine). Il prétend qu'on peut ainsi espacer les récidives bien plus facilement qu'avec les autres méthodes, mais il faut savoir que ces injections sont douloureuses et produisent fréquemment des abcès.

Au dire du professeur Schwimmer, Thomann, à Gratz, Neumann, Mraczek, à Vienne, ont aussi employé les injections d'iodoforme en solution dans l'huile d'amandes douces, dans l'huile de ricin, dans la glycérine au 1/10 et au 1/20; mais les résultats obtenus n'auraient pas été très encourageants.

L'iodol a été employé par Pick, par Rona, par Schwimmer, mais sans résultats.

C'est donc, en résumé, à l'iodure de potassium qu'il faut revenir.

Il m'a paru qu'on associait assez volontiers en Allemagne le mercure à l'iodure de potassium : cependant, je n'ai pas vu employer notre sirop de Gibert.

VI

Traitement des accidents locaux.

On attribue en Allemagne une bien plus grande importance qu'en France au traitement local des manifestations syphilitiques.

Il y a lieu de considérer cette question sous les deux points de vue que voici.

1º Traitement des lésions locales proprement dites :

2º Traitement des adénopathies.

Comme le disait Neisser, dans son rapport au Congrès de Wiesbaden, il faut traiter les éruptions syphilitiques localement, non seulement pour en obtenir la disparition, mais aussi pour aider au traitement général. Tout processus local représente, disait-il, surtout dans la période jeune, un foyer virulent d'où peut se faire une nouvelle diffusion du virus.

9

Les syphiligraphes allemands considèrent de même les ganglions lymphatiques comme des dépôts du virus syphilitique et ils recommandent, en conséquence, de diriger un traitement local contre l'adénopathie, ainsi que contre le produit syphilitique lui-même.

Ainsi donc, un traitement local aurait pour avantage, d'abord, de faire disparaître la production spécifique bien plus rapidement que si l'on s'en rapportait simplement au traitement général, et, en second lieu, résultat plus problématique, il est vrai, d'atténuer en une certaine mesure le virus syphilitique.

Nous avons déjà vu que, pour ces raisons, le professeur Pick préférait le traitement par les onctions mercurielles qui contribuent, par leur action locale, à effacer les efflorescences cutanées.

Köbner insiste aussi sur le traitement local : il a montré qu'une roséole traitée dans le dos, par exemple, par des frictions mercurielles, disparaissait plus rapidement que sur la partie antérieure du thorax qu'on ne soumettait pas aux frictions. Il insiste, de même, pour traiter localement les adénopathies superficielles, afin d'obtenir leur rétrocession.

Nous avons vu aussi, à ce propos, que Weissflog, Lipp, avaient pratiqué des injections mercurielles à l'intérieur des ganglions, dans le même but d'atténuer le virus syphilitique.

Lang se sert, pour panser le chancre, les plaques

muqueuses, les ulcérations spécifiques secondaires ou tertiaires de gaze préparéeau calomel ou à l'oxyde de mercure.

Les bains mercuriels sont aussi prescrits pour agir sur ces déterminations locales.

Le professeur Kaposi recommande, dans les affections locales de la peau, du périoste, l'emploi de l'emplâtre de Vigo ou des emplâtres de Unna. Unna est, en effet, l'inventeur d'emplâtres de mousseline qui sont appréciés en Allemagne. Il traite même la syphilis infantile en appliquant exclusivement sur la peau son emplâtre mercuriel qu'il laisse jusqu'à la disparition des accidents.

D'après Kaposi, l'emplâtre mercuriel de Unna conviendrait particulièrement dans certaines formes ulcéreuses de la face qui font en quelques jours de rapides progrès et peuvent donner lieu à des mutilations que le traitement général employé seul n'aurait pas le temps de prévenir.

J'ai vu, chez H. Hebra, panser les chancres avec l'emplâtre suivant :

    Salicylate de mercure . . . . 0 gr. 25
    Emplâtre de savon. . . . . 15 gr.

On voit, en résumé, que les syphiligraphes allemands attachent une grande importance au traitement local des manifestations syphilitiques, et à mon avis, ils ont parfaitement raison. Ce traitement local est un adjuvant du traitement général, et il a pour effet de faire disparaître assez rapidement la lésion elle-même. L'action directe du mer-

cure est plus puissante que l'action qu'il exerce lorsqu'il est apporté par le sang sur une production
syphilitique (1).

VII

Durée du traitement de la syphilis.

La durée du traitement varie suivant l'idée même
qu'on se fait de ce traitement. Nous avons vu, en
effet, que quelques syphiligraphes partisans de la
doctrine du professeur Fournier, c'est à dire d'un
traitement continu et interrompu seulement par des
pauses, par des périodes de repos, soignaient leurs
malades sans tenir compte des manifestations cutanées ou autres que ceux-ci peuvent présenter. Logiques avec eux-mêmes, enseignant qu'il faut traiter
la syphilis même pendant ses périodes de latence, ils
ne considèrent pas la maladie comme terminée, alors
qu'elle ne se manifeste plus par des symptômes extérieurs. La syphilis sommeille et il faut continuer à
la traiter pour en prévenir ou en atténuer du moins,
les retours offensifs. Ces médecins suivent donc la
pratique du professeur Fournier et ils traitent leurs
malades trois ou quatre ans. D'autres syphiligraphes, les plus nombreux, à la vérité, considèrent
qu'une maladie qui sommeille est une maladie qui

(1) Dans quelques cas de syphilides anciennes et rebelles
M. Unna détruit à la curette la néoplasie spécifique.

n'existe pas; qu'en tout cas, dans l'espèce, le mercure n'a aucune action dans les phases qui séparent les poussées cutanées, et ils ne traitent, par suite, leurs malades qu'autant que ceux-ci présentent ces manifestations cutanées. Il n'y a donc plus à considérer ici une date fixe : la durée du traitement varie avec les malades eux-mêmes.

Cette doctrine peut être résumée dans cette phrase que je tiens du professeur Pick. « Je traite un malade, disait-il, aussitôt qu'il présente des accidents secondaires, et je le traite jusqu'à ce que ces accidents aient disparu. Puis je le surveille : à la première récidive, je recommence le traitement. Dans les deux premières années, le malade vient me voir, trois, quatre fois par an, qu'il présente ou non des traces de vérole. Après cette époque, je me contente d'insister sur les prescriptions diététiques et hygiéniques. La maladie doit s'éteindre ainsi : j'attends mon malade à la période tertiaire qui, si elle survient, n'est pas plus grave que lorsqu'on emploie la méthode du traitement continu et prolongé.

Néanmoins, les partisans de cette méthode conseillent une cure mercurielle, même en l'absence de toute manifestation syphilitique, lorsque deux, trois ans après l'accident initial, le malade veut se marier. C'est, il me semble, reconnaître la puissance d'une maladie qui sommeille.

Les syphiligraphes les plus autorisés, les professeurs Neumann, Schwimmer, sont d'accord pour recommander un traitement prolongé, et l'on peut

dire qu'une durée de trois ans est généralement ad-
mise.

VIII

Résumé.

Comme conclusions à tirer de ce qui précède, on
peut dire : Les médecins allemands sont d'accord pour
reconnaître la nécessité de traiter la syphilis, mais
ils diffèrent d'opinion quant à la méthode à employer.

Les uns sont partisans des traitements intermit-
tents, soit à doses moyennes, soit plutôt en faisant
alterner des cures énergiques suivies de cures moins
fortes, et cela, qu'il y ait des accidents ou non.

Les autres préconisent une méthode en quelque
sorte opportuniste, ne traitant leurs malades que
s'il survient des accidents spécifiques, mais de part
et d'autre, les syphiligraphes sont à peu près d'accord
pour recommander une cure initiale intensive. Parfois même, les fortes doses de mercure sont pres-
crites pour les deux ou trois premières poussées.

Ils tiennent grand compte, d'ailleurs, des dispositions individuelles et ils se gardent bien de générali-
ser et d'appliquer dans tous les cas le même traitement, invariablement arrêté.

Ils insistent tout spécialement sur l'hygiène et les
précautions diététiques : l'hydrothérapie, la médication thermale sont très recommandées.

Les uns commencent le traitement aussitôt que le diagnostic de syphilis est établi; les autres, en plus grand nombre, attendent l'apparition des premiers accidents secondaires; logiques avec eux-mêmes, puisqu'ils pensent que le mercure n'a d'action que sur les poussées et qu'il est sans effet dans les périodes de latence de la maladie.

Plusieurs syphiligraphes cherchent à s'opposer à l'évolution de la syphilis, soit en luttant contre l'infection lymphatique (extirpation ganglionnaire; injection mercurielle intra-ganglionnaire) soit surtout en excisant le chancre, pratique qui compte en Allemagne un grand nombre de partisans.

Le traitement mercuriel étant une fois décidé, le médicament est administré soit à l'intérieur, ce qui est, en somme, assez rare, soit en frictions, méthode dont les syphiligraphes les plus distingués reconnaissent la haute valeur, soit surtout en injections.

Les préparations mercurielles les plus employées de cette façon sont : le calomel, le sublimé, le tannate de mercure, le salicylate de mercure, l'oxyde jaune de mercure, l'huile grise de Lang, l'huile benzoïnée de Neisser.

Les médecins allemands insistent aussi tout particulièrement sur le traitement local.

Quant à la durée du traitement, elle varie nécessairement suivant la méthode adoptée : les uns traitent leurs malades pendant trois ans, même s'ils n'ont plus d'accidents; les autres, partisans du traitement, pendant les poussées, suppriment le traitement dès que ces poussées ne se montrent plus.

Les uns, comme les autres, reconnaissent pourtant qu'un laps de temps minimum de trois ans est nécessaire pour que le malade puisse être considéré comme étant en droit de se marier.

Somme toute, le traitement que les médecins allemands dirigent contre la syphilis diffère assez notablement de celui que nous prescrivons en France. Il y aurait donc un réel intérêt à comparer les résultats obtenus, afin que l'on puisse suivre, en connaissance de cause, la pratique qui présente les plus sérieuses garanties et qui offre les plus grandes chances de succès.

Paris. — Imprimerie H. Bécus, 5, rue Suger.

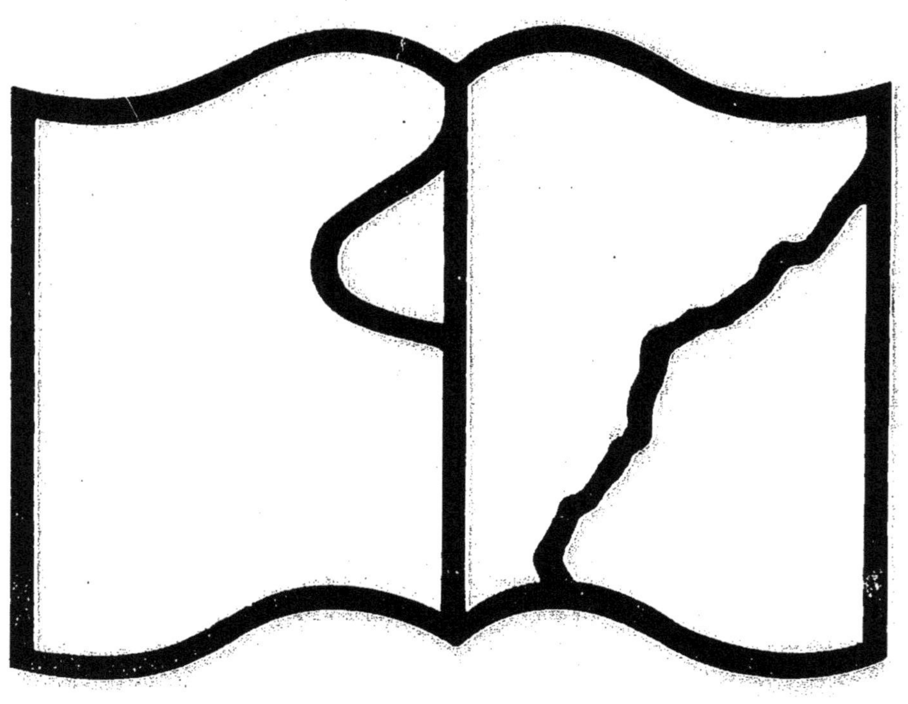

Texte détérioré — reliure défectueuse

NF Z 43-120-11

9 782016 144213